AF500284

Docteur Cl.-A. CHARLES

DE

L'HÉMARTHROSE TRAUMATIQUE

DU GENOU

ET

DE SON TRAITEMENT PAR L'ARTHROTOMIE

MONTPELLIER
IMPRIMERIE CENTRALE DU MIDI
(HAMELIN FRÈRES)

1896

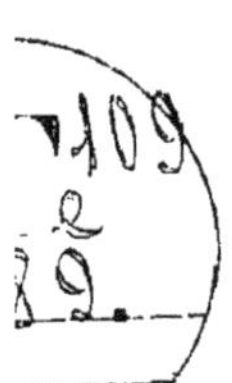

DE

L'HÉMARTHROSE TRAUMATIQUE

DU GENOU

ET

DE SON TRAITEMENT PAR L'ARTHROTOMIE

PAR

Le Docteur Cl.-A. CHARLES

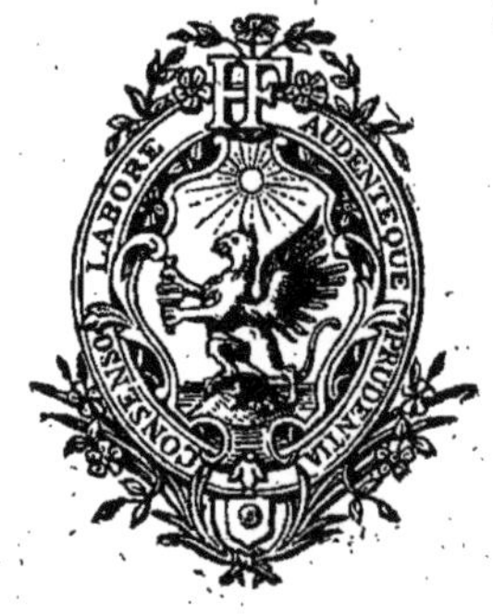

MONTPELLIER
IMPRIMERIE CENTRALE DU MIDI
(HAMELIN FRÈRES)

1896

PERSONNEL DE LA FACULTÉ

MM. MAIRET (✱)............. Doyen
CARRIEU................. Assesseur

PROFESSEURS

Hygiène..	MM. BERTIN-SANS.
Clinique médicale..	GRASSET (✱).
Clinique chirurgicale....................................	TEDENAT.
Clinique obstétricale et gynécologie	GRYNFELTT.
Thérapeutique et matière médicale......................	HAMELIN (✱).
Clinique médicale..	CARRIEU.
Clinique des maladies mentales et nerveuses........	MAIRET (✱).
Physique médicale..	IMBERT.
Botanique et histoire naturelle médicale	GRANEL.
Clinique chirurgicale....................................	FORGUE.
Clinique ophtalmologique.................................	TRUC.
Chimie médicale et pharmacie............................	VILLE.
Physiologie...	HEDON.
Histologie..	VIALLETON.
Pathologie interne..	DUCAMP.
Anatomie	GILIS.
Opérations et appareils..................................	ESTOR.
Médecine légale et toxicologie	N...
Id. Sarda (Ch. du c.)	
Anatomie pathologique....................................	N...
Id. Bosc (Ch. du c.)	
Microbiologie..	N...

Professeurs honoraires : MM. JAUMES, DUBRUEIL (✱), PAULET (O ✱).

CHARGÉS DE COURS COMPLÉMENTAIRES

Clinique annexe des maladies des enfants.	MM. BAUMEL, agrégé.
Accouchements	PUECH, agrégé.
Clinique ann. des mal. syphil. et cutanées..	BROUSSE, agrégé.
Clinique annexe des maladies des vieillards.	ESPAGNE.
Pathologie externe..............................	N...

AGRÉGÉS EN EXERCICE :

MM. BAUMEL	MM. LAPEYRE	MM. VALLOIS
BROUSSE	MOITESSIER	MOURET
SARDA	BOSC	DELEZENNE
LECERCLE	de ROUVILLE	GALAVIELLE
RAUZIER	PUECH	

MM. H. GOT, *secrétaire.*
F.-J. BLAISE, *secrétaire honoraire.*

EXAMINATEURS DE LA THÈSE :
MM. GILIS, *président.*
FORGUE.
de ROUVILLE.
MOURET.

La Faculté de médecine de Montpellier déclare que les opinions émises dans les Dissertations qui lui sont présentées doivent être considérées comme propres à leur auteur ; qu'elle n'entend leur donner ni approbation ni improbation.

A LA MÉMOIRE DE MON PÈRE

A LA MÉMOIRE DE MON FRÈRE

Regrets éternels !

C. CHARLES.

A MA MÈRE

Faible témoignage de ma profonde affection.

A MA BELLE-SŒUR ET SES ENFANTS

Restons toujours unis.

C. CHARLES.

AUX DOCTEURS BELLISSENT ET TRABY

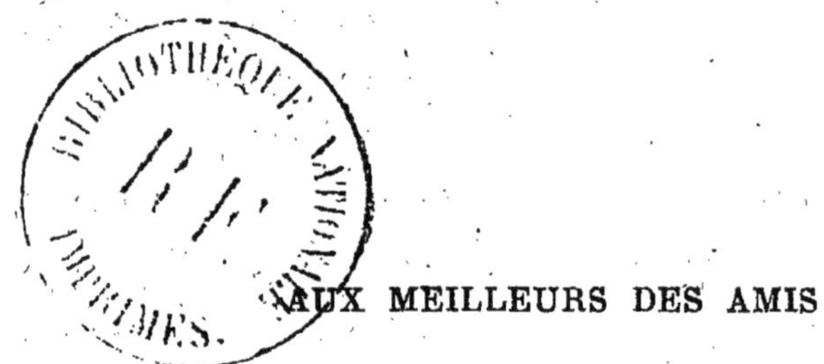

AUX MEILLEURS DES AMIS

LE DOCTEUR ÉTIENNE DE ROUVILLE

Chef des travaux pratiques de zoologie.

LE DOCTEUR LOUIS CALVET

Préparateur de zoologie à la Faculté des sciences.

AUX DOCTEURS CAZALS ET LAFONT

C. CHARLES.

A MON PRÉSIDENT DE THÈSE

MONSIEUR LE PROFESSEUR GILIS

MEIS ET AMICIS

C. CHARLES.

INTRODUCTION

Pendant une suppléance à la clinique chirurgicale de l'hôpital Saint-Éloi Suburbain, M. le professeur agrégé de Rouville eut l'occasion d'opérer par l'arthrotomie une hémarthrose traumatique du genou. Il a bien voulu nous montrer l'intérêt qu'il y aurait à étudier, dans ces cas, la valeur opératoire de cette méthode, et c'est sur ses bienveillantes indications que nous en avons fait le sujet de notre thèse.

Nous nous placerons surtout au point de vue thérapeutique ; examinant rapidement les uns après les autres les divers traitements employés jusqu'ici, nous essaierons de montrer que des deux traitements rationnels sanglants (ponction, arthrotomie), c'est à cette dernière qu'il faudra recourir.

Notre travail se divisera de la façon suivante :

1° Historique ;

2° Étude clinique ;

3° Traitement. Revue des différentes méthodes ;

4° Indications. Contre-indications de l'arthrotomie. Manuel opératoire.

5° Observations et Conclusions.

Mais, avant d'entrer en matière, nous tenons à remercier M. le professeur agrégé de Rouville, qui, en ces derniers temps, nous a largement montré sa sympathie et qui, par ses nombreuses et précieuses indications, nous a facilité la rédaction du sujet qu'il nous avait inspiré.

Que MM. les professeurs Ville et Carrieu, dont la bienveillance pour nous s'est montrée en chaque occasion, nous permettent de leur exprimer l'assurance de notre vive gratitude.

Nous avons contracté à l'égard de M. le professeur agrégé Sarda une trop grande dette de reconnaissance pour qu'il nous soit permis de l'oublier jamais. Qu'il reçoive ce faible hommage de notre respectueux dévouement.

Nous adressons à M. le professeur Gilis tous nos remerciements pour l'honneur qu'il nous a fait en acceptant la présidence de notre thèse. Nous lui sommes reconnaissant de l'intérêt qu'il nous a montré durant le cours de nos études.

DE

L'HÉMARTHROSE TRAUMATIQUE

DU GENOU

ET

DE SON TRAITEMENT PAR L'ARTHROTOMIE

CHAPITRE I

HISTORIQUE

L'arthrotomie, quoique n'étant pas une opération nouvelle, peut cependant être considérée comme une des plus grandes conquêtes de la chirurgie.

De tout temps, en effet, on avait essayé l'incision de l'articulation dans les arthrites suppurées, les arthrites aiguës non suppurées, les hydarthroses, dans les cas de corps étrangers articulaires, etc., mais sans l'antisepsie on ne pouvait avoir que des résultats désespérants.

Aujourd'hui, grâce aux méthodes de pansement de Lister et de Guérin, l'intervention chirurgicale peut s'exercer en toute sécurité, car on n'a plus à craindre les accidents consécutifs aux opérations; aussi l'arthrotomie est-elle devenue une opération commune.

Il ne s'agit plus comme autrefois d'une opération de nécessité, mais d'une opération de choix, d'autant plus sûre et d'autant plus inoffensive qu'elle est pratiquée plus tôt.

Lister, Jessop, Nussbaum, Schede, Volkmann, ont été les premiers à intervenir dans les arthrites suppurées, il nous ont appris à intervenir délibérément dans les articulations malades et non encore exposées à l'air.

Partisans convaincus de la méthode antiseptique, ils ont multiplié leurs tentatives opératoires, et, de jour en jour, leurs indications sont devenues plus précises et les résultats plus favorables.

En 1867 Lister ouvre avec succès une arthrite suppurée du coude, en 1870 un arthrite aiguë du poignet. Schede, en 1874, s'appuyant sur des faits empruntés à Volkmann, étend les indications de l'arthrotomie aux tumeurs blanches.

Enfin Albert (de Vienne), par une série d'articles publiés en 1876 dans le *Wiener med. Presse*, précise pour ainsi dire la question d'opportunité de l'arthrotomie dans la plupart des affections articulaires.

Alors l'arthrotomie antiseptique, née en Angletere, s'est acclimatée en Allemagne. En France, Lucas-Championnière, frappé des merveilleux résultats obtenus par Lister et persévérant dans ces nouvelles méthodes, ouvrait largement les arthrites suppurées; son élève Marchandé publiait en 1879 une thèse sur ces observations.

L'année suivante, Piéchaud concluait aussi à l'incision pour toutes les suppurations dans les articulations.

Depuis lors, l'arthrotomie est complètement entrée dans la pratique, et la thèse de M. Nicolas (*Contribution à l'étude de l'arthrotomie antiseptique*, Nancy, 1883) résume les travaux faits jusqu'à lui. Jusqu'ici nous n'avons pas parlé de l'arthrotomie dans les hémarthroses, quoique ce soit là le véritable sujet de notre thèse inaugurale ; c'est qu'en effet les arthrotomies en vue d'évacuer le sang accumulé dans les grandes cavités articulaires étaient très rares.

M. Nicolas, dans sa thèse, ne cite qu'une seule observation : celle de Zielewicz (de Posen), 1880 ; cependant nous savons que Ragedom en 1876, Lister en 1876 et 1878, avaient déjà pratiqué cette opération avec beaucoup de succès.

Nous pouvons dire aujourd'hui, avec le docteur Fagan, « que le temps est venu où l'arthrotomie, cet héroïque, mais rationnel mode de traitement, cause moins de crainte que la ponction n'en a causé autrefois. »

C'est d'ailleurs l'opinion que M. Tuffier, chirurgien des hôpitaux de Paris, et avec lui ses élèves MM. Donnet et Gervais de Rouville, professeur agrégé à la Faculté de médecine de Montpellier, défendent chaleureusement et tendent à faire admettre dans la chirurgie courante.

CHAPITRE II

ÉTUDE CLINIQUE

Succédant habituellement, pour ne pas dire presque toujours à un traumatisme, l'hémarthrose est une affection caractérisée par un épanchement de sang dans une articulation.

Bien que pouvant se retrouver dans toutes les articulations, le genou en est habituellement le siège.

Les causes traumatiques qui déterminent cet épanchement sont variables : tantôt c'est un faux pas, un coup de pied de cheval, un choc quelconque sur le genou, un froissement ; d'autres fois, c'est une chute, une contusion par instrument contondant ou piquant. D'autres fois enfin, un mouvement forcé de la jointure, une entorse du genou, un écrasement ou l'introduction de corps étrangers dans l'article ont déterminé cette lésion.

Quant au mécanisme de cet épanchement, il est très discuté. Il est bien difficile, pour ne pas dire impossible, de l'expliquer par une hémorragie de la séreuse normale qui contient très peu de vaisseaux.

Tandis que Panas admet une inflammation (pachysynovite) antérieure au traumatisme, Tillaux et Verneuil pensent que, dans les mouvements de torsion du genou, il se produit une rupture de la membrane fibreuse périarticulaire qui permet aux vaisseaux de l'extérieur déchirés de se déverser dans l'intérieur de l'article. Pour Segond, « cette hémorragie intra-articulaire est due, soit à la communication des aréoles spongieuses du fémur ou du tibia avec l'intérieur de la cavité articulaire, soit à la rupture des rameaux de l'articulaire moyenne et des petits vaisseaux que renferme le ligament adipeux. »

« Ces conditions se trouvent réalisées, lorsque les ligaments croisés arrachent leur point d'insertion ou se déchirent, lorsqu'il y a rupture du ligament adipeux et lorsque la fissure osseuse se produit en arrière et au-dessus du jambier antérieur. Cette dernière lésion ne s'observe que dans les entorses par rotation forcée en dedans. Les deux autres se produisent indifféremment dans presque tous les mouvements forcés de la jointure. »

Quelle que soit la pathogénie de cet épanchement, son principal caractère est d'apparaître brusquement ou tout au plus quelques heures après l'accident ou le traumatisme. Le malade accuse immédiatement une très vive douleur, qui persiste et s'atténue suivant les cas et les sujets. Le malade éprouve, d'après Segond, une vive douleur articulaire, accompagnée suivant les cas d'une sensation de craquement. Cette douleur est due à la déchirure ou au tiraillement des ligaments. Peu après l'accident, les parties distendues se relâchent, la douleur s'apaise et le malade peut en général se relever et se servir de son membre. Mais ce calme est de courte durée. Au bout de peu de temps, les douleurs articulaires réapparaissent sourdes, profondes, contusives, et tout mouvement du membre détermine le plus souvent des souffrances atroces.

Quand la douleur est continue, elle est imputable au violent degré de distension de la capsule articulaire par le sang épanché.

L'examen du malade révèle, en outre, un gonflement énorme de la région, le genou prend une forme globuleuse, et les méplats normaux sont le plus souvent effacés ou même remplacés par des saillies très apparentes.

A côté de ces trois symptômes primordiaux (douleur, apparition brusque de l'épanchement, tuméfaction), il convient de signaler les ecchymoses qui sont dues, quand elles existent, à la contusion directe ou à la rupture de la synoviale, s'ouvrant une large communication avec le tissu cellulaire environnant, mais non à une transsudation du sang à travers la séreuse.

Un signe qui permet de noter la présence de liquide dans l'articulation est le choc rotulien, facile à comprendre par la disposition anatomique. Quand ce signe fait défaut, c'est que, la tension étant trop forte, la rotule ne peut être amenée au contact des condyles.

Aussi, dans ce cas, faut-il s'abstenir de manœuvres trop brusques et violentes. D'ailleurs les moindres attouchements accroissent l'intensité de la douleur.

Quant à la crépitation amidonnée provoquée par la palpation du cul-de-sac rotulien, à laquelle Cloquet attachait une grande importance, elle est loin d'être démontrée, et beaucoup d'auteurs la nient.

L'état général du malade est variable suivant la gravité et la violence du traumatisme, mais il est généralement bon.

Ainsi donc, douleur, tuméfaction, distension brusque de l'articulation, épanchement rapide du sang, tels sont les grands signes de l'hémarthrose.

CHAPITRE III

QUE FAUT-IL FAIRE ?

TRAITEMENTS EMPLOYÉS : AVANT L'ANTISEPSIE, APRÈS L'ANTISEPSIE. AVANTAGES DE L'ARTHROTOMIE.

Pour rendre à une articulation, distendue par un épanchement de sang, toutes ses fonctions premières, il faut faire disparaître tout d'abord ce liquide. Plusieurs méthodes de traitement sont données par les auteurs. On peut les ramener à deux groupes : 1° les unes basées sur la résorption naturelle, comprenant les traitements médicaux ; 2° les autres, sur l'évacuation rapide.

Les révulsifs cutanés (vésicatoires, teinture d'iode, ventouses scarifiées), l'immobilisation, la compression, le massage et la compression forcée ont été longtemps en honneur, et parfois même ont donné de bons résultats. Mais au bout de combien de temps, au prix de quelles souffrances ! Il faut des jours et des jours, des semaines et des mois, quelquefois même des années, pour que le sang répandu dans l'article se résorbe.

L'observation de Nicaise le prouve. Il s'agissait d'un malade qui, après dix-huit mois de traitement par l'immobilisation et la compression, était mort présentant encore une tuméfaction notable du genou. A l'autopsie, on trouva la synoviale distendue par un caillot volumineux.

Il ne faut pas oublier non plus que les lésions articulaires, peu graves par elles-mêmes, sont le point de départ de complications locales ou à distance qui modifient le pronostic en l'aggravant d'une manière notable ; d'autant plus que la gravité de l'hémarthrose ne dépend pas, quoique Segond l'affirme, de l'abondance de l'épanchement et de l'époque à laquelle cet épanchement est apparu. Ce ne sont pas là des signes pathognomoniques de la gravité de l'affection.

Il n'est pas rare de voir des hémarthroses, survenues en dehors de toutes lésions tangibles, présenter de sérieux caractères de gravité.

Ces complications de diverses natures nous montrent que la distension des ligaments de l'article amènent des entorses légères, mais fréquentes, que les raideurs articulaires et l'ankylose proviennent de la réaction de la cavité synoviale brusquement envahie par le sang.

Mais l'atrophie musculaire du triceps est sans contredit la complication la plus redoutable.

Elle est d'autant plus sérieuse qu'elle est plus fréquente, on pourrait dire presque constante, et que sa marche est rapide et progressive.

Est-ce à dire que toutes ces complications seront à redouter, ou plutôt arriveront infailliblement avec ces traitements dits de douceur, puisqu'il est convenu d'appeler ainsi même la compression forcée et localisée de Delorme? Non. L'atrophie seule est celle qui apparaît le plus souvent, mais, par contre, c'est celle qui va le plus vite et dont on guérit le plus lentement, si toutefois on en guérit ; encore faut-il des semaines et des mois de massage associé aux courants électriques continus.

Les malades marchent très difficilement et ne peuvent étendre la jambe sur la cuisse. Il n'est pas rare même de voir cette atrophie s'accompagner de troubles trophiques.

De tous ces traitements, que nous ne faisons que signaler, le seul qui doive nous retenir quelques instants, c'est la *compression forcée et localisée de Delorme*.

Non point parce qu'il donne les meilleurs résultats (Foy, son élève, dans sa thèse inaugurale, avoue que, parfois, il sont loin d'être merveilleux), mais parce qu'il a eu les honneurs du Val-de-Grâce et qu'il est ingénieux.

Cette compression ouatée s'exerce sur tout le membre inférieur, depuis les orteils jusqu'au haut de la cuisse, principalement au niveau du genou, grâce à l'application, sur le devant de cette articulation, d'un rouleau de ouate fortement tassée en forme de fer à cheval. La courbure, à concavité inférieure, recouvre le cul-de-sac sous-tricipital, les prolongements synoviaux latéraux, de façon à embrasser la base et les côtés de la rotule. Quand l'appareil est appliqué, le membre doit être tenu élevé.

L'application de cet appareil exige de multiples et minutieuses précautions. Tous les deux jours on doit resserrer les bandes qui entourent le genou. Le malade éprouve des douleurs intolérables dans tout le membre inférieur.

Le liquide sanguin ne disparaît qu'au bout de huit à dix jours, et encore faut-il, après, une longue période de cinq à six semaines pour obtenir une amélioration. Tout en augmentant la souffrance du patient, ce genre de traitement n'empêche pas l'atrophie du triceps de se produire, au contraire, elle la favorise, elle l'accroît. D'après Foy lui-même, « on est frappé de la déformation de la cuisse fortement atrophiée. » Dans toutes ses observations, l'atrophie apparaît rapidement; parfois elle est « considérable ».

Quant au massage, s'il est utile, parfois indispensable, on

ne doit l'employer que comme moyen complémentaire et non comme moyen primordial curatif. Pratiqué seul et même de concert avec la compression, les résultats qu'il donne sont à longue échéance, tout en ne préservant pas des conséquences fâcheuses qui se produisent avec les autres traitements de ce genre. D'ailleurs, les douleurs considérables qui siègent dans la région où se produisent les épanchements rendent parfois cette méthode thérapeutique impossible.

Nous ne ferons que mentionner l'immobilisation et ses divers procédés. D'après les statistiques fournies, il faut au minimum de vingt à vingt-cinq jours avant que la résorption du sang épanché se fasse. Après ce temps-là, les résultats ne sont pas très bons.

Troncin, dans sa thèse (Paris, 1872), cite le cas d'un de ses amis atteint d'hémarthrose à la suite d'entorse du genou. Après deux mois de traitement par la compression, l'immobilisation, les ventouses, le malade éprouvait de vives douleurs dans le genou.

Segond cite un autre cas d'un malade traité de la même façon et qui, trois mois après, à sa sortie de l'hôpital, avait encore du liquide dans son genou. Celui-ci mesurait même quelques centimètres de plus que le genou sain.

Toutes ces complications, toutes ces conséquences graves ou fâcheuses peuvent être évitées ou du moins fortement diminuées par l'intervention sanglante, ponction, ouverture large de l'article, répondant aux indications nouvelles, *évacuation* rapide de l'article.

La ponction et l'arthrotomie sont les deux seules méthodes permettant d'obtenir un pareil résultat.

Jusqu'à Jarjavay, en 1863, on n'osait porter le trocart, encore moins la lancette ou le bistouri, sur une articulation ne suppurant point. Thévenot, en 1866, relate dans sa thèse inaugurale la première ponction de ce genre faite par son maître.

Le cas malheureux de M. le professeur Dubrueil, alors chirurgien des hôpitaux de Paris, discuté à la Société de chirurgie (1872), refroidit quelque peu l'enthousiasme des opérateurs pour cette méthode, et ce n'est guère qu'après la révolution antiseptique qu'elle entre définitivement dans la pratique courante.

Les résultats obtenus par la ponction aspiratrice de Dieulafoy n'avaient point convaincu tout le monde.

Comme l'arthrotomie, qui subit encore aujourd'hui la même opposition, la ponction l'emporte de beaucoup sur les traitements précédemment en usage. La mobilisation possible de l'articulation dix à quinze jours après la ponction empêche l'ankylose, diminue et empêche même à un degré infime les raideurs articulaires qui pourraient se produire. Quelques jours de massage, d'électrisation sur le genou, et l'amélioration est tellement évidente que la guérison s'ensuivra bientôt. Le liquide évacué rend aux ligaments articulaires l'élasticité qu'une tension longue et exagérée leur enlève.

L'atrophie musculaire du triceps, d'origine réflexe ou autre, est retardée et diminuée d'intensité. Enfin, avantage précieux, surtout pour le malade, elle diminue rapidement la douleur, douleur due à la tension de la synoviale et disparaissant avec la cause de cette tension.

Cependant, malgré tous ces résultats indiscutables et indiscutés, la ponction n'atteint pas encore son but, ne comble pas les desiderata du chirurgien et du malade.

Nous n'insisterons pas sur les désillusions que donnent parfois les ponctions blanches. La plupart du temps elles sont dues à de fausses manœuvres du trocart ou à des fausses membranes très épaisses.

Il nous suffira de retenir que souvent une ou deux ponctions ne suffisent pas pour évacuer complètement le liquide sanguin. Celui-ci peut se coaguler dans l'article, comme on a pu le voir dans l'arthrotomie pratiquée à l'hôpital Saint-Éloi Suburbain par M. le professeur agrégé de Rouville. Ces caillots ne se résorbant qu'à la longue, l'articulation n'est pas rapidement et complètement vidée. Le trocart ne donne qu'une faible issue au liquide ; l'écoulement plus lent est parfois incomplet. Avec l'arthrotomie rien de tout cela. On obtient les mêmes résultats qu'avec la ponction et on débarrasse plus vite et plus complètement l'article de son épanchement.

De plus, la guérison est plus rapide avec l'arthrotomie. C'est ce que nous pensons démontrer en comparant les observations d'arthrotomie que M. de Rouville a bien voulu nous permettre de mentionner avec celles où la ponction a donné les meilleurs résultats.

Comparaison d'observation de ponction avec observation d'arthrotomie. 1° Thèse de Ducuyper, Paris, 1894. Résumée.

V. F. trente-trois ans, entre à la Charité le 10 juillet 1892. Ce jour-là, chute d'une hauteur de 4 mètres, le genou gauche est très tuméfié ; on porte le diagnostic d'hémarthrose.

Le 11. — Ponction, immobilisation, pansement ouaté.

Donc le malade ponctionné le lendemain même est sorti onze jours après la ponction ; encore avec un peu d'épanchement.

L'observation IV nous montre un cas analogue où le malade, arthrotomisé trois jours après l'accident, est sorti complètement guéri dix jours après.

2° *Chute directe sur le genou.*

Dans les cas de chute directe sur le genou, Ducuyper présente une malade :

Blanche H..., dix-sept ans, domestique, entrée à l'hôpital Laënnec le 5 juin 1894 pour une hémarthrose du genou droit.

Le 6. — Ponction. Compression ouatée enlevée le 17.

Le 30. — Sortie, vingt-quatre jours après.

Répondant à cela, l'observation d'arthrotomie V nous donne une guérison complète en treize jours.

3° *Chute sur le trottoir.*

Rolland, dans sa thèse, nous relate la guérison de son malade en douze jours, mais avec une légère atrophie.

Dans l'observation I la guérison complète n'arrive qu'au quinzième jour. Sans atrophie.

4° *Coup de pied de cheval.*

Ducuyper obtient la guérison par ponction au bout de vingt-quatre jours.

Par l'arthrotomie la guérison est complète au bout de six jours, observation II.

Il résulte de cette comparaison qu'avec l'arthrotomie, non seulement on a obtenu les mêmes résultats qu'avec la ponction, mais qu'en général la guérison a été plus rapide, même quand le sang ne s'était pas coagulé dans l'articulation.

La question serait tranchée entre ces deux interventions sanglantes et la ponction obtiendrait le plus grand nombre de suffrages, s'il était démontré que la coagulation du sang ne se produit pas dans l'intérieur de l'article ou que, s'étant produite, une première ponction la fait disparaître promptement. Dans les observations de M. de Rouville, notamment dans la IXe (arthrotomie pratiquée à Montpellier), il y a eu des caillots, et certainement la ponction n'aurait pas donné des résultats aussi prompts que sa rivale. Aujourd'hui d'ailleurs il résulte de toutes les expériences faites par les différents auteurs (Poncet, de Lyon ; Riedel, Nélaton, Brasse) que le sang se coagule dans les synoviales articulaires.

Avec l'antisepsie, l'ouverture large de l'articulation du genou n'offre pas plus dangers que la ponction. Il est plus facile au contraire de désinfecter complètement un bistouri qu'un trocart. Ne vaut-il pas mieux opérer à ciel-ouvert que dans l'ombre?

« Enfin, dernier avantage, et non le moins sérieux de l'incision sur la ponction, c'est la possibilité d'explorer avec le doigt toute la surface interne de l'articulation, de se rendre compte des lésions de la synoviale, dans les cas si nombreux d'hydarthroses dites idiopathiques, et qui ne sont que la manifestation objective d'un état pathologique de la séreuse ou des extrémités osseuses, resté inconnu : la taille articulaire pourra n'être que le premier temps d'une opération plus complexe. » (Gervais de Rouville et Donnet, *Archives générales de médecine*, avril 1894.)

C'est pour toutes ces considérations que nous préférons l'arthrotomie à la ponction comme traitement des hémarthroses traumatiques du genou.

CHAPITRE IV

INDICATIONS. — CONTRE-INDICATIONS. MANUEL OPÉRATOIRE.

I. — INDICATIONS ET CONTRE-INDICATIONS

L'arthrotomie étant par nous admise comme méthode de choix, dans quels cas doit-on l'employer, dans quels cas doit-on s'en abstenir ? Enfin, comment doit-on la pratiquer ?

« Lorsque l'hémarthrose constitue toute la lésion, qu'elle vient de se produire, l'indication est formelle, il faut faire l'arthrotomie. Un homme vient de recevoir un coup violent sur le genou ; c'est un coup de pied de cheval, une chute sur le bord tranchant d'un trottoir ; dès les premières heures, le genou enfle et le blessé ne tarde pas à être obligé de s'aliter, car la douleur augmente rapidement, les culs-de-sac sous-tricipitaux sont bombés, et font une forte saillie de chaque côté de la rotule, remplaçant ainsi les creux normaux ; la fluctuation est évidente ; le choc rotulien existe ou ne peut être perçu, tant est considérable la distension de la synoviale ; la jambe est en demi-flexion et les tentatives d'extension sont particulièrement douloureuses. En présence d'un cas semblable l'hésitation n'est pas permise ; l'arthrotomie doit être pratiquée immédiatement ; ce sont ces grosses hémarthroses qui sont surtout graves au point de vue des complications ; ce sont également celles qui guérissent en dix jours par l'arthrotomie ; elles constituent les cas types pour la taille articulaire (1). »

Ainsi s'expriment ces auteurs, dont nous avons cru devoir rapporter textuellement cet extrait qui nous paraît fixer d'une façon si claire la conduite du chirurgien dans le traitement de l'hémarthrose à réaction franche.

Mais la marche de l'affection n'est pas toujours aussi nette. L'épanchement peut se produire lentement ou se limiter à une collection sanguine de peu d'importance, partant les réactions secondaires ne se montrer qu'avec des caractères insignifiants (douleurs peu intenses, déformation du genou insignifiante, impotence fonctionnelle peu marquée). Même dans ces cas de moyenne intensité, où la majorité des chirurgiens se borne à l'emploi de la compression ouatée avec immobilisation du membre, nous pensons qu'il faut encore recourir à l'arthrotomie, à condition toutefois que l'épanchement soit appréciable. Cette hémarthrose n'a souvent de bénigne que l'allure aux premiers jours de l'accident, et ne manque pas, tôt ou tard, de s'accompagner de ces complications locales ou à distance dont nous avons parlé (raideurs articulaires, ankylose, atrophie), complications telles qu'elles peuvent compromettre à jamais les fonctions du membre. Ce qui revient à dire que toute articulation contenant une quantité notoire de sang doit être arthrotomisée le plus rapidement possible.

Toutefois, quand l'hémarthrose, au lieu d'être simple, vient à se compliquer de lésions osseuses, de désordres plus ou moins considérables des tissus (ligaments, capsules, etc.), le chirurgien devra régler sa conduite sur les indications fournies par ces diverses complications, et, suivant les cas, s'ab-

(1) Gervais de Rouville et Donnet, page 13.

stenir de porter l'instrument tranchant sur la région intéressée, ou bien encore s'adresser à des opérations plus complètes que l'arthrotomie.

Nous n'insisterons pas sur les indications que pourraient fournir en apparence l'état général du blessé, puisque nous avons dit plus haut que cet état général était toujours bon. Cependant, quand le malade présente des lésions de nature tuberculeuse, loin de trouver dans ce signe une contre-indication, nous sommes partisan d'une intervention aussi hâtive que possible, car nous éviterons ainsi le développement presque certain d'une tumeur blanche de l'articulation dont l'épanchement ne ferait que provoquer l'apparition et le développement.

II. — MANUEL OPÉRATOIRE

Conformément aux idées de M. Tuffier, voici le manuel opératoire conseillé par MM. Gervais de Rouville et Donnet :

La région du genou est soigneusement aseptisée : on savonne et on lave au sublimé au 1/1000, puis à l'éther. Un bistouri bien stérilisé est le seul instrument nécessaire. L'anesthésie cutanée est faite, au préalable, par le chlorure d'éthyle (ou à la cocaïne, suivant la méthode de Reclus). On pratique alors une incision de trois à quatre centimètres sur le côté externe et supérieur de l'articulation. L'incision est faite en un seul temps ; la pointe du bistouri est enfoncée jusque dans l'articulation, et l'incision est ensuite complétée d'un seul coup. Nous choisissons le côté externe, car, à ce niveau, l'article est plus facilement accessible, on ne rencontre que peu de fibres musculaires ; la synoviale est alors largement ouverte, et, comme dans le décubitus dorsal le membre est toujours un peu en rotation externe, l'écoulement du liquide se fait avec facilité.

On a bien conseillé, pour ne pas blesser la surface articulaire, d'inciser couche par couche jusqu'à la synoviale qui est ponctionnée avec le bistouri et dont la section est ensuite agrandie au bistouri boutonné ; pareille précaution ne paraît pas justifiée ; la blessure des surfaces articulaires, d'ailleurs sans inconvénient, est facilement évitée en dirigeant la lame de l'instrument parallèlement à l'axe du membre dans la direction des parties molles à inciser.

L'incision doit mesurer 3 centimètres au moins, commencer à 2 centimètres environ au-dessus du bord supérieur de la rotule et à 1 centimètre en dehors du bord externe de cet os ; elle suffit largement à l'écoulement du liquide et à l'issue des caillots ou des paquets fibrineux que peut renfermer l'article. L'élasticité de la synoviale, revenant sur elle-même, chasse le liquide, des pressions manuelles exercées de haut en bas et de bas en haut font sortir les caillots et les flocons fibrineux, ainsi que les dernières gouttes du liquide. L'index est aisément introduit dans l'articulation, si l'on juge nécessaire l'exploration directe. Gaze iodoformée sur la plaie, qui n'est ni suturée ni drainée, à moins cependant qu'il existe pour le drainage des indications spéciales ; ouate hydrophile stérilisée entourant la région ; ouate ordinaire en quantité suffisante pour permettre une bonne compression par la bande de tarlatane.

Trois jours après, le pansement est enlevé ; la synoviale est fermée ; les parties molles périphériques agglutinées ; une sonde cannelée écarterait facilement les lèvres de la plaie articulaire si l'on constatait encore dans la jointure l'existence d'un peu de liquide.

Le malade est tenu au lit le moins possible. On a hâte de mobiliser l'articulation. Jamais il n'a été observé ni accidents opératoires ni complications. La formule du traitement consécutif tient tout entière dans le massage toujours utile, parfois indispensable : il portera sur le genou pour en précipiter le retour *ad integrum*, sur le triceps pour en combattre l'atrophie, et, si celle-ci était trop accentuée, il serait bon d'ajouter aux excellents effets du massage ceux des courants continus.

CHAPITRE V

OBSERVATIONS ET CONCLUSIONS

I. — OBSERVATIONS

Les huit premières observations ont été recueillies avec la bienveillante autorisation de M. le professeur agrégé de Rouville, dans son travail fait en collaboration avec M. Donnet, sur l'arthrotomie dans les épanchements non purulents du genou (extrait des *Archives générales de médecine*, numéro d'avril 1894).

Observation I

H... (Gustave), âgé de quarante-sept ans, tombe, le 7 septembre 1892, sur la bordure d'un trottoir. Il ne peut se relever et constate que son genou gauche est très enflé. Tuméfaction des culs-de-sac synoviaux. Fluctuation ; choc rotulien. Jambe gauche légèrement fléchie.

Arthrotomie le même jour par M. Tuffier. Incision externe de 4 centimètres environ. Il sort 90 grammes de sang pur. Pas de caillots; pansement à la gaze iodoformée.

Le malade reste dix jours au lit sans éprouver la moindre douleur.

Le 18, il se lève; il peut marcher en s'appuyant sur deux chaises qu'il traîne devant lui. Il reste levé deux heures.

Le 19, le malade reste levé six heures et marche sans aucun soutien.

A partir de ce jour, il se lève toute la journée et fléchit la jambe sans la moindre douleur.

Le 22 du même mois, il est envoyé à Vincennes complètement guéri.

Pas d'atrophie; pas de trace d'épanchement.

Durée du traitement : quinze jours.

Observation II

L..... (François), âgé de vingt-huit ans, a reçu, le 23 septembre 1892, un coup de pied de cheval sur la rotule gauche.

Il entre le jour même à l'hôpital où l'on constate un épanchement considérable. Les culs-de-sac sont très distendus; pas de choc rotulien. Les mouvements de la jambe sont très douloureux ; l'impotence articulaire est complète.

Arthrotomie faite le soir même. 80 grammes de sang sortent de l'article. Pansement à la gaze iodoformée.

Le malade se lève le 28, cinq jours après la ponction ; il marche sans appui, mais ne peut toutefois plier la jambe. Il reste debout pendant trois heures.

Le lendemain on enlève le pansement. La cicatrisation est complète ; on peut fléchir la jambe sur la cuisse jusqu'à angle droit.

Le 29, il se lève toute l'après-midi, et le lendemain sort guéri de l'hôpital.

Les deux jambes sont aussi fortes l'une que l'autre. Pas

d'atrophie ; pas trace d'épanchement ; en un mot, guérison complète.

Observation III

B... (Léon), âgé de vingt-cinq ans, est tombé en portant un sac d'avoine. L'accident est arrivé le 27 octobre et le gonflement du genou n'est apparu que le lendemain. Cet accident décide le malade à entrer à l'hôpital.

28. — Il est examiné et l'on constate que les culs-de-sac synoviaux sont tendus ; on perçoit le choc rotulien, de la fluctuation ; l'articulation est très douloureuse.

Le soir même, on pratique l'arthrotomie. Il sort 35 gram. de liquide séro-sanguin. Pansement iodoformé.

1er novembre. — Le malade se lève et marche pendant deux heures.

2. — Il descend l'escalier avec peine.

3. — Il sort sur sa demande presque guéri.

7. — Il revient et l'on constate un léger épanchement dans le genou, mais l'articulation n'est pas douloureuse.

15. — Le malade revient une deuxième fois, le genou est complètement libre. L'atrophie est nulle et la gêne articulaire a beaucoup diminué.

Observation IV

Van der M..., âgé de quarante-neuf ans. Tombé de voiture, le 20 septembre 1892, sur le genou droit qui gonfla le jour même ; a continué à marcher bien qu'éprouvant de la douleur, peut plier un peu le genou, mais cette flexion est très douloureuse.

Entré le 23 septembre à l'hôpital. Distension des culs-de-sac synoviaux, choc rotulien. Fluctuation. Douleurs vives.

26. — Arthrotomie. Il sort 50 grammes environ de sang noirâtre et poisseux. Pansement iodoformé.

28. — Le malade se lève sans autorisation et peut marcher dans la salle.

29. — Le pansement est enlevé, le genou droit n'est pas sensiblement plus gros que le gauche. Ne se lève pas..

30. — Il marche sans souffrir, mais la flexion de la jambe est impossible.

1er octobre. — Il descend l'escalier, mais se trouve fatigué, et le soir, en se couchant, il s'aperçoit que son genou est douloureux et un peu gros.

2. — Le genou est gonflé, et il reste debout depuis onze heures jusqu'à cinq heures. La flexion de la jambe est devenue possible.

4. — Il part complètement guéri ; il ne boite pas ; pas d'atrophie du triceps.

Observation V

B..... (Adélaïde), vingt-quatre ans, femme de chambre, entrée le 8 novembre 1892. Tombée le 7 novembre, sur le genou gauche, d'une échelle de 1m50 de haut. Ne peut marcher après s'être relevée. Le genou enfle de suite, et, trois ou quatre heures après la chute, il est aussi gros qu'à son entrée à l'hôpital.

Le genou gauche est très douloureux, la flexion impossible et la circonférence du genou malade a 4 centimètres de plus que celle du genou sain.

Arthrotomie faite le soir même. Il sort 50 grammes environ de sang liquide et quelques caillots qu'on a quelque peine à détacher. Injection de sublimé à 1/1000 dans l'articulation.

Le pansement est retiré le 14, six jours après l'opération. Le genou est encore un peu gros, mais il n'y a plus d'épanchement; pas d'atrophie des muscles de la cuisse.

La flexion de la jambe sur la cuisse est facile, et se fait sans douleur.

Le 21 novembre, la malade marche sans douleurs, et part pour le Vésinet; il ne reste plus qu'un peu de douleurs dans les mouvements forcés de la cuisse.

Observation VI

M.. .. (Étienne), trente-quatre ans, camionneur, entre à l'hôpital le 3 janvier 1893, une heure après l'accident. Cet homme a reçu sur le genou droit le choc d'un tonneau rempli de vin. Le genou a grossi immédiatement, et l'hémarthrose dès le soir est des plus manifestes. La douleur est très vive, et tout mouvement de la jambe impossible. Le malade ne put être opéré immédiatement, et l'arthrotomie est remise au lendemain. Les douleurs ont été très vives pendant la nuit, l'épanchement est resté stationnaire.

Opération le 4 janvier au soir. Il sort environ 100 grammes de sang noir. Le résultat immédiat de l'opération est la disparition rapide de la douleur.

Le pansement est enlevé trois jours après. Il persiste un léger épanchement; les douleurs ont complètement disparu, mais le malade ne peut se tenir debout.

Un nouveau pansement appliqué sur la plaie est laissé en place trois jours, et, quand on l'enlève, on constate que l'épanchement s'est reproduit en partie. Le malade peut marcher, mais avec beaucoup de difficulté. Le membre malade est très faible. On fait la mensuration comparative des deux cuisses, et l'on trouve à droite, du côté malade, une diminution de 1 centimètre.

Épanchement léger dans le genou; atrophie peu considérable du triceps correspondant. Impotence relative.

Observation VII

G... (Nicolas), âgé de quarante-quatre ans, tombe sur le genou droit le 28 août 1892. En se couchant, il s'aperçoit que son genou droit est enflé ; le lendemain matin, le volume de l'articulation a augmenté du double.

Le malade reste vingt-trois jours chez lui, il se lève pour manger, mais ne peut s'appuyer sur la jambe droite. Il applique sur le genou de la teinture d'iode, des vésicatoires, le genou enfle davantage.

Entré à l'hôpital Beaujon le 20 septembre 1892. Le genou est très enflé, il est sphérique. Atrophie du triceps.

21. — Arthrotomie : il sort 60 grammes de liquide séro-sanguin.

La douleur, qui était très vive avant l'opération, disparaît complètement.

27. — Le malade se lève pour la première fois, il marche toute l'après-midi, en s'aidant d'une canne.

29. — Le malade s'est fatigué la veille, l'articulation est un peu douloureuse, le genou est plus enflé que la veille.

30. — La douleur disparaît de nouveau.

Le 1er et le 2, il marche presque sans boiter.

Le 3, il sort de l'hôpital, son membre est plus solide, mais l'atrophie persiste ; il est complètement guéri de son hémarthrose.

Observation

R... (Louise) a eu de l'arthrite dans le genou gauche ; cette affection a laissé une atrophie considérable du triceps.

Tombée le 16 septembre sur les marches d'un escalier, la jambe gauche placée sous la droite. Le genou enfle dès après l'accident.

Entrée le 17 septembre à l'hôpital. On constate alors une atrophie considérable du triceps. Le genou est très douloureux ; il y a une large ecchymose à la face externe du genou, choc rotulien, les culs-de-sac synoviaux sont remplis et fluctuants.

Arthrotomie le 17 septembre, on retire du sang mélangé de caillots, 40 grammes environ.

27. — La malade essaie de se lever, ne peut s'appuyer sur la jambe gauche et ne reste qu'un quart d'heure debout. La flexion du genou est très faible et très douloureuse.

30. — Elle peut marcher en s'appuyant sur des béquilles.

Du 1er au 5 septembre. — Elle se lève tous les jours et s'améliore tous les jours un peu.

5. — Elle quitte l'hôpital, la flexion n'est pas complète, mais elle est beaucoup moins douloureuse. La malade marche en s'aidant de béquilles. Son état est le même qu'avant l'accident.

Observation IX

(Extraite du manuscrit que M. le professeur agrégé de Rouville a eu la bienveillance de nous communiquer.)

Arthrotomie faite à l'hôpital Saint-Éloi par M. de Rouville, professeur agrégé. Observation qui va paraître dans le *Montpellier médical.*

D. J., garçon de cuisine, sans antécédents héréditaires dignes d'intérêt, a toujours joui d'une santé parfaite ; hier, dans la soirée, en s'amusant avec ses camarades, son pied gauche a glissé sur le parquet et il a fait un effort sur la jambe droite pour recouvrer l'équilibre ; il n'est pas tombé, mais il a immédiatement ressenti au niveau du genou droit une vive douleur qui ne l'a point empêché cependant de gagner son lit sans aucun secours ; son genou s'est tuméfié rapidement, et il a acquis, dans le cours de la nuit dernière, un volume considérable ; la déformation est très sensible, les culs-de-sac synoviaux sont bombés, la tension intra-articulaire est énorme et surtout perceptible au-dessus de la rotule et de chaque côté du ligament rotulien ; à cause de la distension excessive on ne sent que faiblement le choc rotulien, le membre inférieur repose sur sa face externe et la jambe est légèrement fléchie sur la cuisse, les moindres tentatives d'extension sont particulièrement douloureuses ; la palpation du genou, doucement pratiquée, est bien supportée, et il est difficile d'obtenir la sensation de fluctuation. La recherche des points douloureux, nettement localisés au pourtour de l'article, est négative.

L'arthrotomie a donné issue à une grande quantité de liquide hématique et quelques caillots.

Les suites opératoires ont été parfaites et la guérison complète en une huitaine de jours.

On note seulement un léger degré d'atrophie du triceps dû certainement au retard involontaire apporté dans l'exécution de l'arthrotomie.

II. — CONCLUSIONS

En résumé :

1° L'arthrotomie est, à nos yeux, l'opération de choix dans les épanchements sanguins du genou d'origine traumatique ;

2° Nous avons démontré qu'elle est supérieure à toute autre méthode de traitement, la ponction comprise, par la facilité avec laquelle elle peut être effectuée, et surtout parce qu'elle permet l'évacuation intégrale du liquide et l'exploration possible des moindres points de la cavité articulaire ;

3° Cette opération a donné dans tous les cas observés les meilleurs résultats, la guérison a été aussi complète et aussi rapide que possible. Pas d'impotence fonctionnelle du membre ; quant à l'atrophie, s'il en existe, le massage et les courants continus en ont vite raison ;

4° L'arthrotomie est une opération sans gravité, puisque dans aucun cas, grâce à l'antisepsie et à l'asepsie, on ne constate ni accidents opératoires, ni complications.

INDEX BIBLIOGRAPHIQUE

THÉVENOT. — Thèse de Paris, 1866.
VOILLEMIER. — Gazette des hôpitaux, 1868.
AUBRY. — Traitement des épanchements simples et hématiques par la ponction, 1871.
DUBRUEIL. — Bull. Soc. de chirurgie.
DIEULAFOY. — Traité de l'aspiration des liquides morbides, 1873.
TRONCIN. — Des épanchements sanguins du genou (Thèse de Paris, 1873).
NICAISE. — Bull. Soc. chir., 1876, p. 758.
GUEDENEY. — Thèse de Paris, 1876.
FICATIER. — Thèse de Paris, 1876.
ALBERT. — Wien. med. Presse, 1876.
TRENDELENBURG. — Arch. f. klin. Chir., 1879, t. XXIV, p. 790.
SEGOND. — Progrès médical, 1879.
PIÉCHAUD. — Ponction et incision dans les maladies articulaires du genou, 1880.
PANAS. — Dict. méd. et chir. prat. Art. genou.
NÉLATON (Ch.). — Thèse de Paris, 1880.
LACRONIQUE (R.). — Des hémarthroses et de leur traitement (Thèse de Paris, 1881).
BOSSET. — Thèse de Paris, 1884.
MARCHANDÉ. — Thèse de Paris, 1879.
NÉLATON et BRASSE. — Bull. méd., 1888, p. 1520.
LEGOUEST. — Traité de chirurgie d'armée, p. 610.
MULLER. — Gaz. méd. de Strasbourg, 1886.
FOY. — Traitement des épanchements sanguins traumatiques du genou par la compression ouatée localisée et forcée (Thèse Paris, 1886).

Nicolas. — Contribution à l'étude de l'arthrotomie antiseptique (Th. de Nancy).

Jalaguier. — Thèse d'agrégation, 1886.

Forgue et Reclus. — Traité de thérapeutique chirurgicale.

Ducupper. — De l'hémarthrose (Thèse de Paris, 1894).

Rolland. — Thèse de Paris, 1894.

Gervais de Rouville et Donnet. — De l'arthrotomie dans les épanchements non purulents du genou (Arch. de méd., 1894).

Gervais de Rouville. — Montpellier médical (sous presse), 1896.

Vu et permis d'imprimer :	Vu et approuvé :
Montpellier, le 10 mars 1896.	Montpellier, le 10 mars 1896.
Le Recteur,	*Le Doyen,*
J. GÉRARD.	MAIRET.

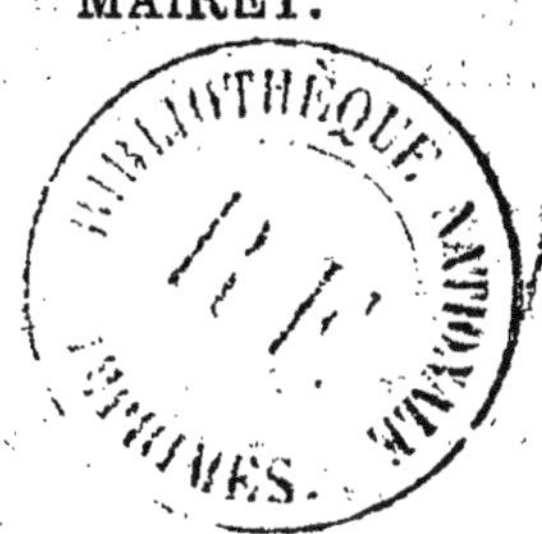

SERMENT

En présence des Maîtres de cette Ecole, de mes chers condisciples et devant l'effigie d'Hippocrate, je promets et je jure, au nom de l'Être suprême, d'être fidèle aux lois de l'honneur et de la probité dans l'exercice de la médecine. Je donnerai mes soins gratuits à l'indigent, et n'exigerai jamais un salaire au-dessus de mon travail. Admis dans l'intérieur des maisons, mes yeux ne verront pas ce qui s'y passe, ma langue taira les secrets qui me seront confiés, et mon état ne servira pas à corrompre les mœurs ni à favoriser le crime. Respectueux et reconnaissant envers mes Maîtres, je rendrai à leurs enfants l'instruction que j'ai reçue de leurs pères.

Que les hommes m'accordent leur estime, si je suis fidèle à mes promesses! Que je sois couvert d'opprobre et méprisé de mes confrères, si j'y manque!

www.ingramcontent.com/pod-product-compliance
Ingram Content Group UK Ltd.
Pitfield, Milton Keynes, MK11 3LW, UK
UKHW012303240726
13966UKWH00004B/1587

9 782012 868472